# CONFÉRENCE

FAITE

A LA FACULTÉ DE MÉDECINE DE MONTPELLIER

SUR

# LA CURE CLIMATIQUE DE PAU

par le Docteur Louis SENDRAL, de Pau

le 8 Mars 1924.

PAU
E. MARRIMPOUEY JEUNE IMPRIMEUR, PLACE DU PALAIS
—
1924

# CONFÉRENCE

FAITE

À LA FACULTÉ DE MÉDECINE DE MONTPELLIER

SUR

# LA CURE CLIMATIQUE DE PAU

par le Docteur Louis SENDRAL, de Pau

le 8 Mars 1924.

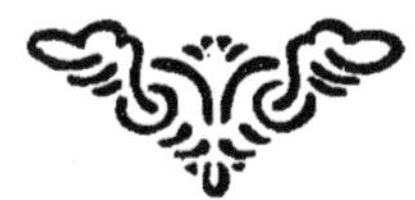

PAU

E. MARRIMPOUEY JEUNE IMPRIMEUR, PLACE DU PALAIS

—

1924

MESSIEURS, (1)

Je vais vous parler d'un pays privilégié. Le seul fait d'y vivre donne de grandes chances de santé aux bien portants. Quant aux malades, certains y guérissent de leurs maux ; d'autres les voient considérablement améliorés. C'est un fait. Il est observé depuis des siècles. Le médecin a, de tout temps, cherché l'explication et la raison de ce fait. Il a également essayé de discerner quels sont exactement les cas pathologiques améliorés ou guéris à Pau. Il n'a pas oublié non plus de rechercher si certaines affections n'étaient pas au contraire agravées par l'ambiance. Il a enfin cherché les règles à suivre pour obtenir le meilleur rendement possible de ce remède particulier qu'est le séjour à Pau. Nous allons donc examiner ces différents points.

L'observation montre que la source des vertus curatrices du séjour à Pau paraît résider dans certaines qualités de son climat. Je dis « certaines qualités » à dessein car je ne vous parlerai que de celles ayant un

---

(1) Cette Conférence, faite à la Faculté de Médecine de Montpellier le 8 Mars 1924, s'adresse à un auditoire médical (médecins et étudiants en médecine). C'est la première fois, du moins à ma connaissance, qu'une leçon aussi importante a été consacrée à Pau dans une Faculté de Médecine. De plus, innovation assez hardie, la Conférence n'a pas été faite par le Professeur de thérapeutique de l'Ecole, mais par un praticien exerçant la médecine à Pau.

rapport direct et observé avec la thérapeutique. Expliquons-nous.

J'ouvre le Larrousse Illustré à l'article « Climat » et je lis : « circonstances atmosphériques considérées par rapport aux pays dont elles sont un caractère ». Je devrais donc, en parlant du Climat de Pau, envisager *tous* ses caractères. Ce n'est pas mon rôle. Je ne parlerai, comme je vous l'ai fait pressentir plus haut, que des éléments montrés, par l'expérience et l'observation, ayant une influence sur la santé. Le Professeur de thérapeutique ou de matière médicale n'agit pas autrement. En parlant de l'arsenic, par exemple, il néglige les applications industrielles ou autres, étrangères à la médecine. J'irai même plus loin. Parmi les éléments du climat intéressant le médecin, je ne parlerai que des principaux. Et je donne immédiatement cette définition :

Le Climat de Pau est caractérisé par :

1° L'absence de vents et la tranquillité de l'atmosphère.

2° La douceur et la régularité de sa température.

3° L'état hygrométrique de l'air et l'absence des poussières.

4° La luminosité de l'atmosphère.

1° *Absence de vents et tranquillité de l'atmosphère.*

C'est la première constatation en arrivant à Pau. Le voyageur en est d'autant plus frappé qu'il vient d'un pays où le vent se fait sentir sans cesse, avec plus ou moins d'intensité. « Quel calme ! » Telle est la première réflexion. En fait, nul bruit, si ce n'est celui qui provient de l'industrie des humains ou du grondement des gaves. La nature semble endormie. Les feuilles des arbres sont immobiles de longues heures durant.

Ce silence de l'air atteint parfois un degré solennel et impressionnant. Dans la campagne paloise, certains jours, à peine loin de toute manifestation de la vie humaine, le promeneur ressent une impression de vide confinant le vertige ; le bruit de sa propre respiration ou celui de ses pas prend des proportions inusitées, par le fait du contraste profondément tranquille du milieu. Les arbres sont figés jusque dans leurs plus fines brindilles et leurs feuilles les plus sensibles au souffle du vent ; les haies n'ont nul bruissement ; les herbes des prés sont immobiles !

2° *Douceur et régularité de la température.*

Les températures basses, au-dessous de zéro, sont exceptionnelles. Il gèle rarement à Pau. Durant l'hiver qui vient de s'écouler, j'ai vu la glace à peine 4 à 5 fois, dans les endroits mal exposés. Pas besoin de thermomètre ou de savantes courbes de statistiques. Il suffit de se rendre au boulevard des Pyrénées et de voir, au square St-Martin ou le long des lacets conduisant à la gare, les magnifiques palmiers qui vivent en plein air depuis peut-être plus de trente ou quarante ans ; en se penchant à la balustrade, en Janvier, on subit le charme de magnifiques pieds de mimosa fleuris et qui disent, plus que tout relevé thermométrique, l'absence des frimas.

Il ne fait pas chaud, non plus, à Pau, même en été. Rarement la température dépase 37°. Les quelques jours chauds ont leur compensation dans leurs nuits fraîches qui reposent l'organisme. Je dis : fraîches ; et non pas : froides. Et je pense à quelques constatations personelles. Touriste impénitent, il m'est arrivé souvent de parcourir en quelques heures d'automobile toute une game de climats échelonnés sur 100 ou 150 km. de route. Il m'est arrivé de partir par des chaleurs réputées à Pau : étouffantes. Mais quelle désillusion, dans la haute vallée pyrénéenne ou je me trouvais quatre-vingt minutes après, à 600 ou 700$^{m}$ d'altitude. Ici, la chaleur était plus étouffante encore ! Et puis soudain, vers 5 à 6 heures, lorsque les pics projettent leur ombre, le froid arrive : il faut se couvrir pour éviter les complications pulmonaires ou autres. Par contre, de retour à Pau dans la soirée, on se remet à l'aise : l'air est frais, agréable, sans aucun danger.

Donc, pas de brusquerie, pas de contrastes, pas de différences importantes et brutales de la température dans la même journée. Cette constance thermométrique, sans à coups et sans extrêmes trop éloignés, nous la trouvons d'un bout d'année à l'autre. Or nous savons que c'est là une des conditions les plus favorables, en biologie, pour le développement des êtres. Et s'il est vrai que la Nature ne fait pas de sauts, c'est surtout à Pau qu'on peut l'observer en surveillant les oscillations du thermomètre.

### 3° *L'état hygrométrique de l'air et l'absence de poussières.*

J'aborde ici la partie la plus délicate de ma conférence. Ceux qui ont vécu à Pau et *surtout les malveillants* ne vont pas manquer de sourire, d'ironiser, de s'esclaffer même « En voilà, un euphémisme, pour ne pas avouer qu'il pleut beaucoup à Pau ! » Et le Fâcheux de discourir sur le pluviomètre qui a inscrit en 1923, 1200 millimètres de pluie !

Par bonheur, le pluviomètre n'est pas un appréciateur clinique bien écouté sans interprétation rationnelle de ses bavardages. Autrement, l'on serait amené à dédaigner un climat salutaire, et salutaire parce que, précisément, il y pleut beaucoup. Voyons donc les particularités de cette pluie de Pau.

Certains jours, le temps est couvert. Il tombe une pluie fine, très douce. A proprement parler, ce n'est pas de la pluie : c'est une vapeur, telle que vous pourriez en voir sortir d'une cabine de bains, mais, à la vérité, beaucoup moins légère, plus dense, mouillant bien davantage, rayée par moments de vapeur tout à fait condensée et devenue vraie pluie. Cette « pluie-vapeur » est chaude, très pénétrante. Elle traverse les habits, se dépose sur les murs qui suintent. La rue, glissante, tout d'abord, devient boueuse, d'une boue très fluide mais pas froide.

Cet état de pluie dure parfois plusieurs jours. Il est très ennuyeux et tout le monde proteste. On n'entend, toute la journée, que bougonnements : « Quel sacré temps ! » Mais quel jugement imprudent et immérité. C'est précisément là un caractère de notre climat et qui est une qualité thérapeutique. Jamais il n'est plus sédatif, au point de vue nerveux ; jamais certains pulmonaires ne se trouvent mieux ; jamais carnet de visites du médecin n'est plus vide ! Oui Messieurs, et c'est un fait que je vous certifie : lorsque Pau se trouve dans sa période de climat-pluie, j'ai sans cesse dans l'oreille ce refrain : « Quel sale temps ! Ah, docteur que vous devez avoir du travail ! » Ces ingrats se plaignent... parce qu'ils ne savent pas ! Mais en réalité, il y a moins de maladies en périodes humides qu'en périodes sèches.

Car Pau connaît aussi des périodes sèches ! Alors, le le décor change, presque à vue. C'est la transformation la plus complète. Une atmosphère d'une pureté remarquable. Un bleu du ciel inoui de brillant et de richesse dans la profondeur de sa teinte. Un horizon de rêve, bordé superbement par le fin profil des Pyrénées où, sur la neige et les granits, se jouent de merveilleux et sublimes couchers de soleil, dans une orgie de lumière éblouissante, riche à la folie de toutes les teintes rouges, orangées et violettes !

Cette fois, le spectateur se trouve transporté. Il oublie tout. Il ne pense plus qu'à la joie du moment, à la douceur de la vie. Son âme, doucement remuée, communie dans la beauté du spectacle. Alors c'est l'enthousiasme et le cri spontané de : « Vive le beau ciel de Pau ! »

Oui, le beau ciel de Pau, qui n'est pas un mythe, une vision de poète, une imagination de laudateurs de Pau à tout prix ! Le beau ciel de Pau est une des choses les plus belles à voir : j'en atteste Lamartine et son émotion ainsi exprimée : « Pau est la plus belle vue de terre, comme Naples est la plus belle vue de mer ! » Mais vais-je oublier que je suis médecin ? Vais-je oublier que je vous ai presque inspiré, à priori, la méfiance du beau ciel en vous confiant, plus haut, les secrets de mon carnet de visites les jours de pluie ? Le ciel du touriste serait-il l'ennemi du ciel favorable aux malades ?

Non !

Ce qui importe le plus, à Pau, c'est l'équilibre des périodes humides et des périodes sèches. L'humidité arrivant à une certaine persistance, la quinzaine par exemple, devient mauvaise. Sa longueur optimum, pour la santé, me paraît être un peu moins que la semaine. Ensuite, que viennent les beaux jours ! Mais ceux-ci à leur tour, ne doivent pas durer trop longtemps sans être régénérés par des périodes humides.

L'équilibre et le rythme parfait de ces périodes sont le facteur important de la santé. Les années sont belles, à Pau, médicalement parlant, lorsque le « temps » correspond à ces données. Je dois dire que ce rythme existe normalement et c'est ce qui, d'année en année, de siècle en siècle, malgré certaines données de prime à bord défavorables, (je vous ai cité plus haut le cas du fâcheux et de son pluviomètre), c'est ce qui, dis-je, explique la renommée de plus en plus grandissante, au point de vue thérapeutique, du Climat de Pau. Et me voici amené à donner malgré tout une légère satisfaction au fâcheux qui m'a reproché de m'exprimer au sujet de la pluie, par euphémisme. Au lieu de parler de « l'état hygrométrique de l'air » je dirai : le climat de Pau est caractérisé par : 3° le rythme spécial des périodes sèches et des périodes humides.

Pour achever l'étude de l'atmosphère, je vous signale enfin l'absence de poussières, fréquemment balayées par les pluies. Cependant, durant les périodes sèches elles se produisent relativement peu. Cela tient aux qualités du sol et aux efforts des hommes qui, de plus en plus, par l'entretien des voies de circulation, essayent d'en annihiler la production.

De plus, peu d'usines à fumée. Les quelques rares qui existent n'ont pas le pouvoir de vicier l'air. Dans l'avenir, d'ailleurs, l'industrie s'orientant de plus en plus vers l'utilisation de l'électricité, ce danger s'écartera jusqu'à ne plus exister du tout.

*4° La luminosité de l'atmosphère.*

Je n'ose pas employer d'emblée un néologisme pour condenser en un seul mot un phénomème, un fait, que j envisagerai à deux points de vue : subjectif et objectif.

Voici ce que j'appelle le côté subjectif du phénomène : c'est lorsqu'il est observé à Pau même ou dans ses environs immédiats. L'observateur est en quelque sorte noyé dans les manifestations de ce phénomène qui est le suivant : quelque temps qu'il fasse à Pau, même et surtout par temps couvert, il ne fait jamais sombre. Il y a toujours une clarté... lumineuse. Ce pléonasme correspond parfaitement à la réalité. L'observateur se trouve dans une ambiance de lumière, douce agréable à l'œil et ne le fatiguant jamais sauf à de très rares exceptions, en plein été. On dirait que de partout, va poindre le soleil. Les ombres ne sont jamais brutales et les plages éclairées heurtent rarement la vue car elles sont adoucies par les transitions de pénombre. La visibilité est toujours parfaite. Le promeneur qui du boulevard des Pyrénées jette ses regards sur les coteaux voisins, même par les temps de pluie-vapeur décrits plus haut, distingue tous les détails sans aucune difficulté, avec netteté. Certains jours même des montagnes situées à 80 kilomètres paraissent là, tout proche, nettes, comme à portée de la main. Et pourtant des nuages semblent, à priori, obscurcir l'air, et cependant le résultat est inversé. Et ce phénomène est tombé dans le domaine de l'observation vulgaire qui en a tiré des, déductions. Tout paysan vous dira : « Les montagnes sont proches : il va pleuvoir »; le météorologiste, tout souriant, vous expliquera la surabondance de l'eau dans l'air : mais nous n'avons pas à prendre parti entre le paysan et le savant ; nous notons seulement le fait qui a motivé la discussion.

Passons à présent au côté subjectif du phénomène. Cette fois, l'observateur se place en dehors, et c'est pourquoi j'emploie le terme : objectif. Montons par exemple sur l'un des côteaux élevés qui dominent Jurançon de 300 mètres environ. La vue s'étend sans peine sur toute la vallée du gave bleu, aux multiples et indécis méandres divisés en bras nombreux. Sur la rive droite, niché comme sur une étagère à 40 mètres au-dessus de l'eau, Pau s'étend, nonchalant et mélancolique ; et si nous prêtons bien attention, nous nous apercevons que nous ne le voyons pas directement. Entre lui et nous, une buée blanche, claire, lumineuse, transparente, remplit moelleusement l'espace. On a l'impression d'un voile ténu et fin, n'arrêtant pas la vision, enveloppant la ville de toute parts. C'est une sorte de nimbe qui paraît lumineux par lui-même et illuminant tout à son tour. Certes, dans le ciel, nous voyons luire le soleil ; parfois même il est bas ou à peu près disparu à l'horizon. Mais l'atmosphère de Pau brille comme si elle possédait une clarté par elle-même, comme si de nombreuses et mystérieuses lumières, cachées dans la buée de son manteau gazeux, lui donnaient un éclat propre et non emprunté.

Je n'ai pas osé appeler d'emblée ce phénomène : « la clarté Paloise ». J'ai parlé de « luminosité » sans m'inquiéter du sens que d'autres auteurs, parlant d'autres climats, auraient pu donner à ce mot. J'ai, prudemment décrit la chose, pour qu'il n'y ait pas confusion. Et si j'ai décrit ce fait, en me défendant rigoureusement toute explication, c'est que je lui attribue une part dans les effets thérapeutiques journellement constatés.

Ce phénomène est certainement en relation étroite avec l'état hygrométrique de l'air dont je vous ai parlé plus haut. Mais j'ai cru devoir lui consacrer un paragraphe particulier. On a beaucoup parlé, depuis quelques années, de rayons chimiques, lumineux, calorifiques, violets, ultra-violets ou de corps radio-actifs par eux-mêmes ou capables d'emmagasiner des rayons qu'ils restituent ensuite à leur tour. La clinique a tenté de démêler leurs effets respectifs. Dans les études de climats, il a été fait appel à ces données scientifiques. Et c'est pourquoi je me suis étendu si longuement sur ce que je prends le courage d'appeler « la clarté Paloise ». Je crois qu'elle a une influence sur l'organisme qui lui est soumis, puisque, ne l'ayant jamais observée ailleurs, elle se trouve être au moins contemporaine d'effets physiologiques qui, eux aussi, ne sont guère observés ailleurs.

J'en ai donc fini avec les qualités du climat de Pau intéressant directement le médecin. Mais, comme je l'ai dit au début, si le climat est un facteur essentiel et le plus important dans l'effet salutaire du séjour à Pau, nous ne devons pas oublier que d'autres éléments peuvent intervenir, empruntés à la géologie, à la situation géographique, à l'altitude, à la flore, etc. Je n'ai pas la prétention d'être complet et je n'effleurefai que deux sujets : l'eau, la flore.

L'eau d'alimentation remplit partout un rôle considérable dans la nutrition des êtres vivants. Pau jouit de la bone fortune d'avoir su capter des eaux remarquablement pures bactériologiquement (et contrôlées quotidiennement par des filtres modernes) et de composition chimique des plus heureuses. Sans vouloir lancer de caillou (pas même le moindre grain de sable) dans le jardin de qui que ce soit, j'ose dire que l'eau potable jaillissant de tous les robinets à Pau, pourrait soutenir la comparaison avec n'importe quelle eau, serait-elle minérale ou à minéralisation nulle, et vendue partout en bouteilles et à grands frais ! (1)

---

(1) L'eau de la Ville me paraît posséder des garanties tellement certaines que j'en exige rarement l'ébullition. Ainsi, chez les enfants présentant des troubles gastro-intestinaux, je fais couper le lait avec de l'eau *provenant directement du robinet*, sans aucune

La flore de la région est certainement la plus luxuriante qui se puisse voir en France. A priori, on pourrait s'en douter puisque nous avons insisté sur l'humidité chaude de l'air et sur la hauteur d'eau indiquée par le pluviomètre. Toutes les espèces connues en France se rencontrent dans les environs de Pau, ou tout est vert. Même pendant les mois d'hiver, on ne voit pas de terre nue si ce n'est celle des labourages destinés à porter les récoltes prochaines. Et toute cette végétation, très intense, assainit l'atmosphère en le débarrassant rapidement du gaz carbonique qu'il pourrait contenir. Elle possède aussi, certainement, une autre influence, plus mystérieuse, non encore étudiée, du moins à ma connaissance. Cette masse immense de végétaux qui naît, vit, meurt sur cette terre particulièrement propice, charge l'air de produits volatils provenant du parfum des fleurs ou des plantes, soit qu'elles évoluent de leur vie intense, soit qu'elles subissent la désintégration de la mort. Grossièrement, nos sens perçoivent parfois quelques-unes de ces émanations et en discernent les effets : odeur grisante des foins coupés ; parfum capiteux des acacias ; senteur

---

stérilisation mais en évitant toute manipulation. L'eau va directement du robinet au biberon contenant déjà le lait bouilli et encore chaud. Je n'ai jamais observé d'ennuis. Bien mieux cette eau, pure (pratiquement) au point de vue bactériologique, n'a pas perdu par l'ébulition les gaz précieux qu'elle renferme ; elle contient en outre tous les minéraux qui en font la richesse *et dans leur proportion normale*. Je pense éviter ainsi les ennuis du lait stérilisé et les accidents de carence provenant de son usage prolongé. De plus, la digestibilité du mélange est parfaite.

suave et endormeuse des tilleuls ; exhalaisons stimulantes des chênes à leur période de frondaison, etc. etc. Le tout se brasse dans l'atmosphère pour donner une composante finale dont nous subissons les effets à notre insu. De sorte que nous nous trouvons à Pau, sans nous en douter, sous une influence médicamenteuse d'origine végétale dont le rôle exact, je le répète encore, ne me paraît point avoir été nettement élucidé jusqu'ici ; et ce rôle n'est certainement pas négligeable.

*Influence du Climat.*

Je viens d'achever l'exposé des différents éléments qui, dans la cure par le séjour à Pau, me paraissent remplir un rôle thérapeutique. Nous allons à présent aborder l'étude des effets de ce médicament complexe. Comme pour tout remède, il y a lieu d'examiner ce qui se passe au cours des essais de laboratoire. Ici, le laboratoire n'a pas dû être créé artificiellement, de main d'homme, soit par souscription, soit par tout autre mode. Le laboratoire dont je vous parle est le grand livre de la Nature, tout ouvert devant nous. La seule difficulté sera de savoir y lire. J'essayerai donc de syllaber quelques-unes des connaissances qu'il renferme. Pour cela, j'étudierai sommairement le caractère des êtres vivants qui évoluent dans le milieu envisagé. Je parlerai surtout des hommes en tâchant de dégager les caractères de la race Béarnaise. Il est en effet admis, par presque tous les auteurs, que les traits d'une race sont dépendants du milieu où elle se développe.

Ce qui frappe à première vue, chez le Béarnais, c'est sa sobriété en gestes vifs, en mouvements précipités. Vous le voyez se déplacer avec une sorte de lenteur... presque calculée. Son attitude donne l'impression de la nonchalance. Il paraît toujours hésiter à prendre une décision, à commencer quelque chose. Même son langage est traînant. Le patois béarnais semble avoir horreur des lettres fortes comme l'F ou l'R qui sont souvent éludées ou aspirées. Il est d'une douceur presque paresseuse tant la peur et la fatigue du discours paraît s'imposer au point que tous les sons se nivellent dans des mouvements peu amples de la langue ou des lèvres. L'impression première est une impression de paresse ; il semble que nous sommes au début du conte de la Belle au Bois dormant et que tout ce monde va dormir ! Nous verrons plus loin, au sujet du procès que je vais faire d'une expression qui a fait fortune, ce qu'il faut en penser exactement. Mais, pour l'instant, nous essayons de dégager le caractère physique des êtres vivants. Nous venons de parler des hommes. Nous constaterons que les animaux sont moins vifs qu'ailleurs et participent à l'effet mystérieux du milieu. Est-ce une idée, mais lorsque je circule sur les routes, il me semble franchement que les vaches, ressource importante du pays et figurant sur son blason, sont désespérément plus lentes à se garer que partout ailleurs. (1)

Le milieu dans lequel nous vivons est donc un milieu... non excitant. J'emploie cette expression, qui qualifie notre climat négativement, en disant d'abord ce qu'il n'est pas. Nous verrons ensuite ce qu'il est exactement, lorsque j'aurai mis au point plusieurs données qui procèdent d'observations insuffisantes,

---

(1) Le cheval paraît être une exception à la règle. Pau est un centre très important d'élevage de purs sang anglais ou de 1/2 sang anglo-arabe. Or ces chevaux sont excessivement vifs, nerveux et leur réputation est mondiale. Les deux derniers grands Prix de Paris en courses d'obstacles ont été gagnés par deux chevaux originaires des environs de Pau...

L'exception n'est qu'apparente. D'abord les races en question sont étrangères au pays. Elles y ont été implantées depuis relativement peu de temps. D'un autre côté ces espèces trouvent dans le climat de Pau un correcteur précieux de leur caractère... débordant et ardent. Le pur sang anglais rencontre ici des conditions lui permettant de lutter contre la tendance (souvent difficile à maîtriser) à dépenser son potentiel sans aucune règle et, partant en pure perte.

Les entraîneurs de chevaux se sont aperçus depuis très longtemps de l'effet salutaire exercé sur leurs coursiers par le climat de Pau. Voilà pourquoi les écuries les plus célèbres de France fréquentent notre hippodrome. Un vieil entraîneur m'a déclaré formellement : « Le séjour de Pau fait du bien aux chevaux... qui sont absolument comme les personnes. Arrivés ici souvent très fatigués et « vidés », ils sont, à la fin de l'hiver, complètement « requinqués » et « fins prêts » pour les courses d'Auteuil où ils gagnent souvent sans peine ! Si ce n'était pas pour cette question de santé, croyez que j'aurais amené à Pau bien moins de chevaux... car les prix qui peuvent se gagner sur votre hippodrome ne constituent pas un appât suffisant pour attirer la quantité de belles bêtes courant sur les landes du Pont-Long ».

parfois mal interprétées et ainsi inexactes et entachées d'erreur.

« *Le Climat de Pau est un climat bromuré* »

La belle phrase, lapidaire, lancée par un illustre et éminent devancier, répétée à l'envi par sa génération et celles qui ont suivi ! Elle prit naissance, sans doute, à l'époque où la thérapeutique des affections nerveuses mettait son espoir dans les bromures. Le médicament-roi paraissait avoir été trouvé. Et parce que certains effets paraissaient analogues — et ils le paraissent encore pour beaucoup — l'auteur du « Climat bromuré » crut, non seulement écrire une phrase concise et disant la vérité, mais aussi faire rejaillir sur le Climat de Pau une part de la gloire du bromure.

Or le bromure n'a pas tenu ses promesse et n'a pas réalisé les espoirs du début. *Il n'a été qu'un médicament s'adressant au symptome* . Il n'a jamais été, malgré toutes les affirmations, ni un spécifique, ni un agent thérapeutique basé sur la pathogénie. Malgré toutes les affirmations, il possède, parmi ses effets, une action destructrice, ou, si le mot est trop fort, diminuante. Ce remède devient « abrutissant » (passez-moi l'expression) et, appliqué sur le potentiel humain, il le désorganise. Il calme l'agitation mais aux dépends de l'intelligence et de l'énergie totale de l'organisme. Certes, il rend des services et je l'emploie à l'occasion, dans crtains cas où son mérite est indiscutable. Mais le Climat de Pau n'agit pas de même. Le Béarnais est intelligent et le reste. L'étranger qui vient à Pau y travaille physiquement et intellectuellement... Le nom donné à certaines rues rappelle le souvenir d'hôtes illustres et celui d'œuvres écrites à Pau, et des meilleures.

J'ai pu interroger, il y a quelques années le directeur d'une école importante. Ce maître avait eu l'occasion d'enseigner ou de surveiller l'enseignement un peu partout en France. Il m'a déclaré que ses élèves Béarnais pouvaient supporter la comparaison, souvent à leur avantage, avec ceux des autres régions. (1)

Ces faits s'expliquent en ceci : que le climat de Pau est un modérateur de la nutrition. Il ne détruit pas le potentiel de l'organisme : il en règle le débit et en empêche la consommation prodigue. Le Béarnais est indolent ; mais il *peut* être actif s'il le juge nécessaire. Il ne fera pas de gestes inutiles, mais il *peut* être très sportif à tel point (je me permets de puiser les exemples sur une manchette de journal) qu'il *peut* organiser des équipes de foot-ball pouvant rivaliser avec les champions et même emporter le trophée.

Le Béarnais est flegmatique. Le carricaturiste immortalisera Caddettou, type du pays que vous méjugez sous son apparence rustique et un peu « poivrotte ».

---

(1) La suite des évènements m'a démontré qu'il avait apprécié les Béarnais en toute justice. Depuis la Renaissance du Concours général entre les meilleurs élèves des Lycées de France, Pau a fait magnifique figure, puisque, entr'autres distinctions, il a remporté en 1923 le prix de Philosophie.

Méfiez-vous et n'essayez pas de faire assaut d'esprit avec ce savoureux personnage, vous risquez tout bonnement d'être largement battus dans se tournoi. Car le Béarnais possède une finesse d'esprit remarquable et, sur ce point il n'a rien à envier à aucune race. Certes, il n'est pas exubérant, il n'est pas d'extérieur brillant ; mais ses qualités profondes sont réelles et incontestables. Il est condensé sur lui-même et ne se dépense quà bon escient. Par contre, il possède le défaut de sa qualité. Il est souvent lent et paresseux pour entrer en action ; mais, encore une fois, s'il ne dépense pas son potentiel c'est : *non parce que ce potentiel est nul ou peu important ; mais parce que, sous l'influence de son climat, il est avare sans le savoir de son emploi et, partant, de son gaspillage.*

Nous sommes loin, il me semble, des effets du bromure. Je ne vois pas Lamartine, Vigny et tant d'autres illustres hôtes de Pau écrivant des chefs-d'œuvres sous l'influence du bromure. Par contre, ils ont pu produire sous notre climat des œuvres remarquables. Et pourtant, ils étaient chez nous pour se reposer ! C'est que l'effet salutaire du pays mettait de l'ordre dans le désordre de leur santé physique et intellectuelle, réglait la dépense de leur cerveau surmené, lui donnant ainsi de la force. Pour parler selon notre siècle où la mécanique est reine, le climat leur permettait d'utiliser au maximum leur rendement.

Et je peux à présent énoncer les qualités positives et

vous dire ce qu'est le Climat de Pau, après avoir débuté modestement en constatatant ce qu'il n'est pas.

Le Climat de Pau est un modérateur de la nutrition, un régulateur de la dépense de notre potentiel et, par là même, il augmente nos moyens en augmentant le rendement de notre organisme. Pas de déperdition d'énergie. *Tendance au contraire à la garder emmagasinée* à tel point que, dans certains cas, le climat de Pau devient contr'indiqué chez ceux qui, au contraire, dans un but curatif, pourraient avoir besoin de dépenser rapidement.

Ainsi nous sommes amené à ranger le climat de Pau dans le domaine de la thérapeutique pathogénique, idéal de la thérapeutique moderne, et gros progrès sur la thérapeutique symptomatique. Et ce n'est plus le climat de Pau qui devrait être fier d'être comparé au bromure. Ce dernier serait plutôt flatté et heureux de retrouver son ancienne splendeur en se faisant qualifier de : « médicament aux effets Palois ! »

### *Indications.*

Logiquement, nous sommes à présent conduit à parler des indications thérapeutiques. Elles découlent sans peine de ce que nous avons dit. Mais, pour la clarté de l'exposition, nous allons être fort embarrassé. Faut-il faire une sèche énumération des cas pathologiques relevant du climat de Pau ? Ce serait fastidieux et ne cadrerait pas du tout avec le sens général que je voudrais donner à ma causerie, dégagée jusqu'à l'absolu de toute ressemblance, même lointaine, avec le catalogue, le prospectus, ou la compilation insipide, morne, sans flamme et sans accent personnel.

Mais je vous ai dit que nous avions en main un médicament répondant aux conditions de la thérapeutique pathogénique. Je dois donc classer les maladies suivant ces indications pathogéniques. Mais ce but-là dépasse mon rôle de praticien et souvent même je risquerais d'empiéter sur votre droit et devoir d'initiative, et sur la façon dont vous devez comprendre et diriger la cure de vos malades.

Je vous ai donné la grande indication de Pau. Et vous aurez recours à lui lorsque, au cours d'une affection chronique, vous serez en présence d'un organisme qui se dépense trop vite. C'est *vous* qui devez apprécier ces cas et je dis que c'est *vous* car tous les auteurs ne sont pas toujours d'accord lorsqu'il s'agit d'expliquer le mécanisme d'un processus morbide.

Quand y a-t-il exagération ? Quand y a-t-il ralentissement ? Et puis quand y a-t-il intérêt pour le malade à combattre l'exagération, ou, au contraire, quand est-il salutaire de combattre un ralentissement ?

La question est d'autant plus épineuse que parfois nous sommes trompés par les apparences. Tel ralenti est en réalité un exagéré de la nutrition mais qui se trouve avoir perdu beaucoup et fait figure de ralenti. Il s'est produit une véritable hémorragie de son potentiel et, par anologie avec l'hémorragie sanguine, il y a lieu de faire l'hémostase. Vite, fermons en quelque sorte le robinet par où s'échappe le potentiel, qui fuit *sans pouvoir s'accumuler de nouveau :* c'est le rôle de Pau ! Et, comme chez l'exangue dont on arrête le processus mortel, la vie revient ainsi que les forces !

Par contre, tel exagéré est en réalité un ralenti dont l'organisme a besoin précisément d'un coup de fouet qui mette en activité ses forces. La nature nous indique elle-même la marche à suivre : gardons-nous de contrarier ses efforts et évitons une intempestive thérapeutique « hémostatique » ou économisante du potentiel de l'organisme. Et voilà, encore une fois, pourquoi notre climat est d'un emploi d'ordre pathogénique et non symptomatique, puisque, dans certains cas, le déprimé recouvre la santé à Pau ; tandis que l'agité peut s'y trouver mal à son aise.

Vous comprenez à présent ma réserve du début et pourquoi je ne me permets pas une classification précise des maladies en partant de cette conception pathogénique, qui soulèvera certainement beaucoup de critiques. Au cours de votre carrière vous trouverez vous-même les cas justiciables de Pau. Vous recevez une éducation Montpélliéraine et vous sortirez de notre vieille école rompus à la pratique et aux finesses de l'analyse clinique ; elle n'aura pas de secrets pour vous, et vous serez armés pour effectuer sans erreur le jugement que je vous demande de faire lorsque vous aurez à poser l'indication du climat de Pau.

Cependant certaines de ces indications sont classiques. Elles ont la consécration de l'expérience qui dépasse toutes les explications, tous les systèmes, toutes les théories, toutes les vues de notre esprit. Et ces cas pathologiques, journaliers de notre pratique, je vais vous les exposer succinctement. Il vous serviront d'exemple et de modèle ; il vous permettront de mieux saisir ma pensée et de vous guider dans les cas où je serai resté muet.

L'indication pour ainsi dire cardinale de Pau est la Tuberculose pulmonaire. Cette action est connue depuis très longtemps. Elle est un fait indiscutable qui se rit de toute explication ou de toute conception d'école. Le tuberculeux envoyé à Pau ressent d'abord une impression de bien-être. Il respire à son aise. Les crises de dyspnée sont rares. La toux s'améliore rapidement ; la température tombe et surtout : il dort ! L'angoisse, l'anxiété, l'énervement disparaissent vite. Le malade, tranquille, se sent renaître ; et l'espoir, levier puissant entre les mains du praticien avisé, devient un adjuvant important de la cure. L'action du climat est rapide, presque subite ; et point très important, le malade le constate en même temps. Avec le calme réapparaissent les fonctions souvent déficientes depuis longtemps. L'appétit se réveille ; et le malade, qui sait l'importance de l'alimentation pour guérir, mange courageusement : il faut souvent modérer son entrain.

Toutes les formes de la tuberculose pulmonaire sont,

en principe, justiciables de Pau ; depuis les plus bénignes jusqu'aux plus graves. Certes, la guérison est loin d'être la règle pour tous les cas. Mais l'amélioration *et surtout le soulagement* sont certains. Même dans les cas graves, où la fin approche à grands pas, le bien-être est constant. L'euphorie procurée par le climat est un bien précieux, une charité, qu'on ne doit pas refuser lorsqu'on peut la donner.

Par quel mécanisme la cure de la tuberculose se produit-elle ? Par l'intermédiaire du système nerveux et par la régulation des échanges ; par l'utilisation au maximum des ressources de l'organisme. Certes, vous vous en doutiez par ce que je vous ai dit précédemment. Mais il est une autre cause dans le soulagement immédiat du tuberculeux. Je vous ai parlé de l'humidité chaude dans laquelle on vit à Pau certains jours. Elle agit favorablement sur le poumon. D'abord, les muqueuses, en général, n'aiment pas la sécheresse. Mais de plus, le poumon tuberculeux doit être considéré comme une vraie plaie torpide sur laquelle la vapeur ambiante agit à la façon d'un pansement humide: elle amène une détersion favorable. Au bout de quelques jours, ce pansement humide devient dangereux ; il doit cesser ; nous agissons ainsi lorsqu'il s'agit d'une plaie externe. Il faut revenir au pansement sec. C'est pourquoi j'ai attiré votre attention sur le rythme des périodes de pluie et de beau temps. De plus, lorsque je me suis demandé si la végétation ne remplissait pas un rôle, je pensais à la méthode des inhalations balsamiques que certains préconisent et que l'on réalise artificiellement avec un soulagement réel du malade. Ici, la Nature n'exécute-t-elle pas d'elle-même ce mode de traitement, en employant des dosages mystérieux, mais dont nous ne constatons pas moins les effets heureux ?

Avec la tuberculose pulmonaire j'ai pris un exemple de maladie à lésion matérielle et nous voyons comment la guérison intervient par un double mécanisme procédant à la fois de la thérapeutique interne (action sur le système nerveux) et de la thérapeutique externe (action sur la lésion elle-même). Il nous reste à prendre un autre type de maladie, mais sans lésion anatomique connue. Nous chercherons dans le groupe vulgairement appelé : maladies nerveuses. Le choix-type est malaisé parce que la dénomination de ces affections varie d'un auteur à l'autre ; en outre, le même mot, la même étiquette, correspond presque toujours à des conceptions différentes. Je ne vous parlerai pas, par exemple du neurasthénique car il serait difficile de s'entendre, de nombreux auteurs se trouvant diverger d'opinion à ce sujet. C'est pourquoi je vais prendre un type sur lequel beaucoup moins d'encre a coulé et je risquerai moins de me trouver en contradiction avec autrui. Je vais vous parler du « Surmené ».

Le surmené est le vaincu du travail, intellectuel ou physique ; et je donne au mot travail le sens qu'il a en mécanique et en biologie. Peu importe en effet que nous envisagions le but final, utile ou non, de ce « travail ».

Le surmené est celui qui a demandé à son organisme un effort au-dessus de ses moyens, soit en intensité, soit en durée. Il a dépensé son potentiel et il ne peut plus l'accumuler de nouveau car il dépense au fur et à mesure : il est incapable d'effort.

Il se présente à nous sous deux formes : la forme agitée, la forme déprimée. Remarquons d'ailleurs que ce sont là plutôt deux phases, l'une précédant souvent l'autre ; la dépression étant la phase ultime.

Le climat de Pau est, presque à coup sûr, curateur de ces cas. Les malades retrouvent le calme qui leur est nécessaire. Ils arrivent facilement à chasser de leur pensée les sujets de leurs préoccupations. Le premier signe de succès : c'est le sommeil. Désormais, l'hémorragie des forces est arrêtée. L'organisme peut se reprendre et se renouveler. Le rétablissement complet n'est qu'une question de temps plus ou moins long, en rapport avec l'intensité de l'affection et au ressort plus ou moins grand du tempérament normal du sujet.

*Contre-indications.*

Les contr'indications de Pau sont, évidemment, les cas exigeant d'emblée une médication stimulante. Certaines tuberculoses pulmonaires à marche lente et torpide ne réussissent guère à Pau. Les tuberculoses externes trouvent des stations mieux indiquées. Les nerveux vraiment déprimés, qui *n'ont aucune tendan-*

*ce à réagir par eux-mêmes,* peuvent essayer Pau au début mais ne pas s'y attarder trop longtemps si le premier contact n'est pas nettement favorable.

Au fond, toutes ces contr'indications sont tributaires d'une contr'indication principale :*la mollesse du tempérament normal du patient.* Et, si j'ai dû tout à l'heure vous parler de la pluie comme d'un sujet délicat à aborder, je me trouve de nouveau amené sur un terrain épineux.

Journellement, des grincheux protestent contre l'apathie, la tendance au sommeil que l'on éprouve à Pau. La chose est évidemment fâcheuse pour les personnes à tempérament mou et qui vont à Pau pour y mener en principe une vie active. Elles choisissent mal ce milieu, peu adapté à leur constitution. Mais ce qui est désagréable dans ces exemples particuliers, constitue un bonheur pour les cas, précisément, où cet effet du climat s'exerce à bon escient. Et il ne faut pas avoir pratiqué longtemps la médecine à Pau pour posséder une foultitude d'observations se répétant chaque jour régulièrement. Ce sont chaque jour des malades ayant — enfin — trouvé le repos. Ils ont — enfin — atteint le sommeil, qu'ils ont souvent cherché en vain, de nombreuses et longues nuits durant. Ils ont pris tant de drogues qu'ils sont parfois de véritables répertoires vivants de produits pharmaceutiques. Ils l'ont appelé, désiré, prié sans jamais le posséder ; lorsqu'enfin Pau le leur a donné... leur sommeil quotidien !

## *La saison de Pau.*

La saison de Pau, c'est-à-dire la période de l'année où les malades ont avantage à s'y rendre, va de Novembre à Mai. En réalité, Pau est curatif toute l'année. Mais, durant l'été, le malade trouve ailleurs des conditions climatiques favorables ; il déserte Pau qu'il ne peut pas remplacer l'hiver.

## *Technique de la cure.*

Comment se fait la cure de climat ? Y a-t-il des règles spéciales à suivre ? Y a-t-il une posologie. Evidemment, des efforts ont été tentés pour régler, aussi scientifiquement que possible, l'usage de ce remède. En réalité, une seule chose importe : vivre dans ce milieu favorable. Et ce seul fait est salutaire à lui seul dans certains cas. Il s'agit d'observer les mêmes règles d'hygiène que partout ailleurs. Lorsqu'il faut instituer un traitement médical proprement dit, ce traitement est le même qu'à Paris ou à Montpellier. Seulement les résultats seront meilleurs, favorablement influencés par l'heureuse action du milieu.

Quant à la durée du séjour, elle varie d'un cas à l'autre. Elle est dépendante du cas pathologique envisagé : or je vous ai laissé entrevoir la diversité des affections justiciables de notre climat. Un tuberculeux pulmonaire devra, par exemple, passer plusieurs hivers à Pau, tandis qu'un commerçant, un peu fatigué de son labeur, sera rétabli en quinze ou vingt jours.

*Agréments de la cure.*

Je vais enfin terminer mon exposé en vous assurant que le séjour à Pau est un remède des plus agréables à subir. Jamais ordonnance de potion, aussi exquise soit-elle, ne peut lui être comparée en saveur et en agrément. Pau est le remède idéal que l'on absorbe avec délice... même et surtout quand on n'est pas malade.

Et c'est pourquoi je souhaite sincèrement que vous en fassiez l'expérience vous-même. Vous n'aurez pas à déployer l'héroïsme de certains, que les annales de la médecine nous rapportent comme ayant expérimenté sur leur propre organisme les traitements dont ils attendaient du bien.

J'ose vous souhaiter un peu de cette noble fatigue, rançon des efforts et du succès après de brillants examens ou concours ; je vous souhaite un peu de surmenage dans les soins dévoués que vous prodiguez à vos malades. Je préférerais, si possible, que la vie vous permette des loisirs.

Alors pensez qu'au pied des Pyrénées, dans un décor enchanteur, le repos permettra le redressement de vos forces. Vous y retrouverez rapidement l'équilibre sous l'action bienfaisante d'une nature prodigue de ses dons et de toutes sortes de beautés ; et vous vous joindrez, j'en suis sûr, de bon cœur et reconnaissants, à la cohorte enthousiaste et sans cesse accrue des émerveillés qui chantent : le beau ciel de Pau.